J. SACAZE-BADIE

DE LA PSYCHOLOGIE

DANS LES

MALADIES MENTALES

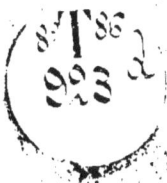

BORDEAUX
Imprimerie Commerciale et Industrielle
rue du Hautoir, 36
—
1905

DE LA PSYCHOLOGIE

DANS LES

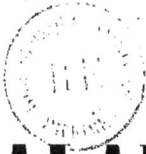

MALADIES MENTALES

PAR

Le Docteur Joseph SACAZE-BADIE

BORDEAUX

IMPRIMERIE COMMERCIALE ET INDUSTRIELLE

56, rue du Hautoir, 56

—

1905

AU SOUVENIR DE MON PÈRE ET DE MA MÈRE

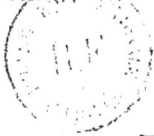

_____

A MES FRÈRES ET A MA SOEUR

_____

A MON ONCLE

Qui fut pour moi un second père ;
en reconnaissance des sacrifices qu'il
s'est imposés pour moi.

A NOS MAITRES

A MONSIEUR LE DOCTEUR PICOT

PROFESSEUR DE CLINIQUE MÉDICALE A LA FACULTÉ DE MÉDECINE DE BORDEAUX

Nous exprimons le souvenir recon-
naissant des bontés qu'il a eues pour
nous. C'est dans ses cliniques quoti-
diennes, si utiles et si remarquables,
que nous avons appris le peu de
médecine que nous savons.

A MON PRÉSIDENT DE THÈSE

MONSIEUR LE DOCTEUR MORACHE

PROFESSEUR DE MÉDECINE LÉGALE A LA FACULTÉ DE MÉDECINE DE BORDEAUX

MEMBRE ASSOCIÉ DE L'ACADÉMIE NATIONALE DE MÉDECINE

Tous nos remerciements pour le
grand honneur qu'il nous fait en
acceptant la présidence de notre thèse.

La haute philosophie développée
dans ses leçons, et l'audacieuse impartialité de ses conceptions médico-
légales, devaient nous amener à sol-
liciter le puissant patronage du
penseur et du sociologue éminent, à
qui nous sommes heureux de dédier
ce modeste travail.

De la Psychologie dans les maladies mentales.

ENTRÉE EN MATIÈRE.

En entreprenant ce travail, nous n'avions songé qu'incidemment aux considérations métaphysiques ou théologiques susceptibles de jaillir d'un pareil sujet: mais quelques-unes de ces pages étant tombées, par hasard, entre les mains de gens du monde, peu curieux, d'ailleurs, de science vraie, nous nous sommes entendu suspecter de matérialisme. Inutile de dire que nous avons protesté avec la dernière énergie contre pareil soupçon et nous avons essayé, en passant, de réfuter ce cliché ridicule et injuste que : les études médicales conduisent au matérialisme.

La médecine, en effet, n'ayant d'autre sujet d'étude que le corps humain et ses fonctions, est une science purement objective: comment pourrait-elle nous amener directement ou indirectement à l'adoption d'un système philosophique spécial? Les études médicales peuvent arriver à modifier certaines idées sur l'Évolution générale des êtres et des espèces ou conduire à des conceptions plus ou moins probables de la Cosmogonie; mais elles ne sortent pas en cela du cadre des sciences objectives.

Les idées métaphysiques sont loin d'être la conséquence de la profession, qu'on exerce, quand ces idées sont déjà profondément ancrées en nous ; elles seraient plutôt le fruit de l'éducation, du milieu et comme une résultante des intérêts ou des plaisirs entrevus.

D'ailleurs, ces idées relevant exclusivement du domaine de la spéculation, ne pourront jamais être modifiées par aucune théorie médicale, c'est-à-dire portant sur le monde objectif.

L'éminent professeur Bouchard, dont les travaux et surtout les idées nous ont guidé dans le développement des considérations générales qui vont suivre, a dit : « Quelque importante que soit une découverte médicale, elle ne déborde pas la médecine, elle peut y trouver sa place (1) ».

Nous croyons, par exemple, que la découverte d'une formule exacte du protoplasma avec sa synthèse possible n'aurait aucune répercussion bien sérieuse sur la philosophie. Quant à la théologie, inclinée à l'avance par un acte de foi, devant des dogmes infangibles, que peuvent lui importer l'origine et l'évolution d'une vile matière, qui ne compte pour ainsi dire pas à ses yeux ?

Nous faisons ces réserves, d'ailleurs inutiles, pour les esprits scientifiques, afin d'éviter un éveil possible de susceptibilité, venant d'une lecture incomplète de ce travail. C'est pour nous un devoir d'aller ainsi au-devant d'une interprétation injuste de conclusions capables de paraître audacieuses au premier abord et qui passeront dans la suite pour légitimes, ou du moins pour peu compromettantes.

On ne trouvera, d'ailleurs, ici, rien de bien original ; nous aurions trop peur de mourir du ridicule d'avoir cru faire mentir Salomon le Sage. Nous avons choisi pour sujet de notre thèse : *Le Rôle de la Psychologie dans les Maladies mentales.*

Nous allons donner dès maintenant le plan de ce travail :

1° Dans la première partie nous parlerons de l'introduction de la psychologie dans les maladies mentales;

    a) Comme théorie explicative des états psychiques ;
    b) Comme moyen de classification.

2° La seconde partie sera consacrée à faire ressortir les

---

(1) Congrès de médecine de Bordeaux (1895). Discours de M. le professeur Bouchard de Paris.

avantages que cette hypothèse a procurés à la science et les raisons qui pourraient encore légitimer son maintien ;

3° Nous entrerons ensuite dans la partie la plus délicate de notre œuvre, à savoir :

a) Les inconvénients passés et présents d'une théorie philosophique introduite en médecine ;

b) Les arguments d'ordre logique et scientifique démontrant l'inutilité, l'incompatibilité et le peu de fondement de l'hypothèse, des facultés de l'âme, facultés qui ne sont pas des notions simples telles que : l'idée de Dieu, l'idée de l'âme, l'impératif catégorique de Kant, idées admises par consentement universel ;

4° Dans un dernier chapitre nous développerons les conclusions naturelles de notre travail.

Ce n'est pas à tout hasard que nous avons choisi un pareil sujet de thèse. L'idée nous en est venue à la réflexion après avoir lu une assez nombreuse bibliographie de médecine et de pathologie générale, beaucoup plus que de médecine mentale. Nous avons particulièrement fait notre profit d'une série de publications dues à la plume de notre éminent spécialiste, M. le professeur Régis, sur les Psychoses d'auto-intoxications. Enfin, dans certaines cliniques, nous avons découvert des tendances nettement évolutionnistes, paraissant s'éloigner visiblement de la théorie qu'il avait cru devoir adopter dans son : *Précis des maladies mentales*. Il est probable que ces tendances se trouveront encore plus accentuées dans une nouvelle édition, prête à paraître, du même ouvrage.

Après plusieurs mois d'études, après un travail qui paraissait chaque jour plus ingrat, nous avons voulu mettre un peu d'ordre dans ces connaissances nouvellement acquises. Hélas ! pour nous retrouver dans le fouillis immense des états d'aliénation, c'est en vain que nous avons cherché une classification naturelle, une théorie pouvant servir de base à une division rationnelle des psychoses en général.

C'est alors que notre attention fut plus particulièrement attirée sur les mots bien souvent répétés de : Intelligence, Volonté, Sensibilité, Mémoire, Personnalité, Conscience. Et ce que nous avions pris, d'abord, pour une terminologie vague alla se précisant sous forme d'une théorie effective, d'une hypothèse affectant l'allure scientifique. Nous devons avouer que notre étonnement fut grand de trouver positivement affirmée dans un ouvrage classique, l'existence de ces insaisissables facultés de l'âme, dont chacun parle si inconsidérément, et dont nos professeurs de philosophie (profondément spiritualistes cependant) nous avaient instruit le procès (sans aucun enthousiasme, il faut le dire).

Pour préciser et pour établir nettement le rôle qu'on leur fait jouer en médecine, nous allons citer le passage suivant, tiré du *Précis des maladies mentales* (1).

« L'Intelligence, envisagée comme entité biologique, se pré-
» sente à nous sous deux aspects : 1° sa composition, c'est-
» à-dire sa structure intime; 2° son fonctionnement, c'est-à-dire
» sa vie proprement dite, son mode d'activité. En d'autres
» termes, on peut considérer en elle, comme dans tous les
» grands appareils de l'être vivant : l'organe et la fonction. Or,
» ces affections de l'intelligence diffèrent essentiellement sui-
» vant que la lésion porte sur l'un ou sur l'autre de ces élé-
» ments. Et c'est là que réside, à mon sens, la division fonda-
» mentale des états d'aliénation mentale. »

Devant une pareille précision, il n'y a pas de doute permis. L'existence de l'intelligence comme organe distinct est bien nettement affirmée, et il n'est plus permis de penser ou de dire que : « La qualification toute spiritualiste de maladie mentale ne représente que les plus saillants symptômes et ne peut être prise qu'au figuré (2) ».

D'ailleurs, il est parfaitement notoire que cette conception des états mentaux est celle adoptée encore par beaucoup de neurologistes. Elle fut proclamée comme à peu près indispensable au Congrès des sciences neurologiques de Nancy, dans un discours qui eut quelque retentissement.

(1) Régis, *Précis des maladies mentales.*
(2) *Dictionnaire de médecine,* 2 vol. (1870).

Enfin, elle s'étale dans la plupart des définitions que les plus savants aliénistes ont risquées, de la folie :

« La folie consiste en des désordres de la sensibilité, de » l'intelligence et de la volonté (1). »

« La démence est une affection apyrétique et chronique, » caractérisée par l'affaiblissement de la sensibilité, de l'intel- » ligence et de la volonté (2). »

« L'imbécillité et l'idiotie signifient absence primitive » des facultés; et la démence : déchéance intellectuelle (3). »

« La démence est une déchéance progressive des fonc- » tions de la vie psychique (4). »

Après ces citations, qui ne laissent plus aucun doute, nous nous permettrons de donner, sur le même sujet, l'opinion d'un spécialiste des maladies mentales dont le nom est certai- nement digne de paraître à côté de ceux que nous venons de citer. Sous la signature de M. le docteur Sollier nous trouvons, dans la nouvelle édition (1903) du formulaire classique de MM. Gilbert et Yvon, un article dont nous extrayons le passage suivant :

« Le jour où on considérera enfin le cerveau comme un » organe semblable aux autres, avec des fonctions spéciales, » et le psychique comme une de ces fonctions spéciales, au » lieu de le regarder comme une entité, ayant ses lois propres, » son existence indépendante et agissant sur le cerveau dont » il n'est au contraire que la manifestation de l'activité; le » jour, enfin, où on fera rentrer la médecine mentale dans la » pathologie générale, et où la *psychologie sera définitivement* » *considérée comme une branche de la physiologie cérébrale* : Le » progrès est à ce prix. » (Les « Agents psychiques » *Formu- laire Gilbert et Yvon*).

En plaçant ainsi à la suite les unes des autres des opinions

(1) Régis, *Précis des maladies mentales.*
(2) Esquirol, *Traité de médecine mentale.*
(3) *La Grande Encyclopédie.*
(4) Ball, cité dans *la Grande Encyclopédie* : « Leçons sur les maladies mentales professées à l'asile Sainte-Anne (1890).»

nettement opposées, nous n'avons pas cédé, on le comprendra sans peine, au désir d'opposer entre elles des personnes ou des théories, car nous n'avons aucune autorité pour discuter leur valeur relative, et ce n'est point là d'ailleurs le but de notre thèse. Il ne faut pas voir non plus dans ce rapprochement un geste vain de dilettante, amusé par les contradictions des savants. Notre unique but est de légitimer la discussion critique d'une hypothèse que nous ne voulons pas être seul à condamner. Nous invoquons l'autorité de M. le docteur Sollier, mais nous ne voulons nullement abriter notre responsabilité sous son nom, car nous ignorons s'il partage les idées développées dans ce travail. Quoi qu'il en soit, le caractère très général et surtout théorique du sujet ne nous permet pas d'exposer et moins encore de discuter des opinions d'auteurs, pour autorisés qu'ils soient.

Si nous voulions donner à notre thèse toute sa portée, nous serions obligé de parler des maladies nerveuses. Nous nous verrions forcé d'examiner la signification exacte du mot « fonctionnel » et nous devrions discuter l'opinion de Charcot qui fait de l'hystérie « une maladie essentiellement psychique ». Nous y avons renoncé, à juste titre, croyons-nous, et c'est avec la conviction d'accomplir une besogne déjà suffisamment délicate et arduc, que nous nous limitons à l'étude des maladies mentales.

C'est pourquoi nous sentons le besoin de demander à nos Maîtres, et surtout à notre Président de thèse, d'user largement envers nous de l'indulgence et de la bonté que doivent, en partie, nous attirer les difficultés dont nous avons loyalement essayé de triompher, mais qui sont peut-être au-dessus de nos forces.

Origine de la théorie psychologique des états mentaux.

Contrairement à ce qu'on pourrait croire et à ce que nous pensions nous-même, la théorie psychologique des états mentaux est d'origine relativement récente. Et, si aucune théorie générale de ces états n'a été formulée avant celle-là, il y eut d'excellentes raisons pour ne pas le faire, en dehors de la non-existence des sciences psychologiques, encore dans l'enfance, quand la médecine avait atteint déjà un développement des plus considérables.

Environ cinq cents ans avant Jésus-Christ, plus de deux cent cinquante ans avant Aristote, le grand Hippocrate avait déjà écrit un grand nombre d'ouvrages qui dénotent des connaissances aussi étendues que variées. Citons au hasard : *Les aphorismes; Le traité des humeurs; La nature de l'homme; Le traité des fractures* et l'*Hexaconto-biblos* qui forme à lui seul comme une vaste encyclopédie où se trouve résumée toute la science médicale de l'époque. Beaucoup d'autres écrits, attribués soit à lui, soit aux « Asclépiades » (prêtres médecins), de la fameuse école de Cos, démontrent largement que la médecine était alors fort cultivée, et les malades affluaient dans les « asclépions » (temples hôpitaux) où de nombreux étudiants venaient apprendre l'art de guérir.

Or, Hippocrate et ses confrères de Cos, aussi bien que les maîtres des écoles rivales (de Cnide, de Delphes... etc.), s'inspiraient d'une méthode unique : l'observation. Pour eux, la médecine se résumait dans l'étude des symptômes et leur analyse, au moyen d'une physiologie encore grossière; comme thérapeutique, ils s'en tenaient à l'empirisme. Une chose digne de remarque est surtout le soin qu'Hippocrate met à bannir de la médecine toute espèce de théorie générale, capable de faire

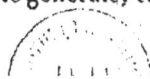

oublier ou négliger les données acquises par l'expérience. Il n'est pas permis d'avoir le moindre doute à ce sujet ; il condamne impitoyablement toutes les théories et tous les systèmes dont on voudrait surcharger les sciences médicales.

Dia tauta oun ouden deetai upothesis

« En ces matières il n'est nullement besoin d'hypothèse ». Plus de deux siècles après, et trahi sans doute par sa mémoire, ou croyant faire un grand honneur au « Père de la médecine » Platon s'est permis d'écrire dans son « *Phèdre* ».

« — SOCRATE. — Penses-tu que l'on puisse comprendre jusqu'à » un certain point la nature de l'âme, sans étudier la nature » de l'ensemble des choses ?

« — PHÈDRE. — Si l'on en croit Hippocrate, le fils des Asclé- » piades, on ne peut comprendre même le corps sans cette » méthode (1). »

Or, on a beau chercher dans toute la collection hippocratique, il est absolument impossible de trouver la moindre phrase qui pourrait justifier cette assertion de Platon, même dans le *Traité de la nature de l'homme*, unique ouvrage où sont traitées les questions les plus générales de la médecine. Le savant et prudent médecin de Cos y affirme, au contraire, à plusieurs reprises qu'il faut se limiter exclusivement à l'étude du corps humain et ne tenir compte que des phénomènes physiques qu'on peut observer directement.

D'un autre côté, on ne peut pas nier que Hippocrate ait connu ou du moins soupçonné plusieurs espèces de folie, quoique nous ne voulions pas lui attribuer des connaissances bien étendues en fait de neurologie, cette science n'ayant pas existé, à proprement parler, jusqu'au dix-neuvième siècle. Mais nous voulons montrer que la médecine primitive, loin de vouloir expliquer la folie au moyen d'une hypothèse métaphysique ou

(1) Les idées aussi bien que les citations qu'on trouvera dans la première partie de cet historique, sont empruntées à la *Traduction des œuvres d'Hippocrate* avec interprétations de Galien, par Littré fils.

psychologique, estimait que cette maladie, comme toutes les autres, relevait du domaine de la pathologie ordinaire.

Nous n'avons pas suffisamment compulsé l'*œuvre hippocratique* et particulièrement le *Traité des humeurs* pour être renseigné exactement sur la nature et le nombre des observations recueillies par le grand praticien ; mais nous savons qu'il a décrit avec un sens clinique tout à fait remarquable, certaines intoxications d'origine gastro-intestinales, et tout particulièrement l'intoxication hépatique. Le rôle qu'il a fait jouer à la bile, dans la production des états de mélancolie, a été nettement confirmé par la science contemporaine. L'importance qu'il attribue aux sécrétions du foie, dans les aliénations à forme dépressive, dut avoir un retentissement considérable, puisque plus de cent ans après, Aristophane en faisait l'objet de quelques scènes fort comiques dans « *Les Nuées* ». L'expression « se faire de la bile » n'a d'autre origine que celle-là.

L'imbibition des tissus par les poisons biliaires, était en définitive la cause qu'Hippocrate admettait déjà de l'abattement, du spleen, de l'hypochondrie, et des états de mélancolie en général. Et cette conception ne fait que se confirmer chaque jour davantage.

Nous citerons encore un symptôme prémonitoire de folie, qu'Hippocrate a signalé chez la femme : « l'afflux du sang dans les mamelles annonce la folie ». Ce symptôme contesté par Galien, et confirmé par Euryphon, nous semble devoir faire certainement partie du syndrome général des hérédo et auto-intoxications d'origine génitale. Aux mois de juin et de juillet 1904, chez une jeune fille de dix-huit ans (hérédo-intoxiquée alcoolique), nous avons nous-même constaté une abondante hypersécrétion muco-lactée (sans cause gravidique), suivie bientôt d'excitation génésique et d'érotomanie, symptômes qui ont abouti, trois mois après, à un accès de manie aiguë, ayant nécessité l'internement de la malade.

Enfin, Hippocrate parle également, à plusieurs reprises, sans d'ailleurs en tirer des conclusions bien nettes, de la fétidité de l'haleine chez certains aliénés, et de la puanteur

de leurs selles, ce qui peut et doit être rattaché à un soupçon d'intoxication gastro-intestinale possible.

Nous avons insisté peut-être un peu trop sur ces questions ;
mais, si nous l'avons fait, ce n'est point sans raison. Après
Hippocrate, en effet, la médecine qui avait jeté un si vif éclat,
semble perdre peu à peu de son importance. L'étude des
sciences médicales, au lieu de progresser, ne fit que péricliter,
cédant peu à peu la place aux discussions philosophiques,
qui commençaient à passionner les esprits.

À ce moment, d'ailleurs, la philosophie était encore dans
l'enfance, la métaphysique était réduite à des disputes inter-
minables sur les principes premiers de la matière, tels que
l'eau, le feu, la terre, etc...; et toutes les notions de psychologie étaient limitées à l'existence de l'âme ou esprit. C'est
seulement près de cent cinquante ans après Hippocrate, et
par leurs relations avec l'Egypte, que les Grecs arrivèrent à
une connaissance plus approfondie de l'âme. C'est ainsi qu'ils
apprirent l'existence des facultés et plus particulièrement de
l'intelligence.

« Il semble que les Egyptiens furent les premiers qui
distinguèrent l'intelligence et l'âme (1). »

Ces relations avec l'Egypte sont d'ailleurs parfaitement
établies. On sait très bien que beaucoup de médecins grecs,
fort appréciés partout, allèrent fonder des écoles, en Perse,
en Italie, en Asie Mineure et en Egypte.

Si la Grèce exportait des médecins, elle reçut en importa-
tion des philosophes, qui ne tardèrent pas à établir, dans les
villes grecques, de nombreux gymnases, où accourut la
jeunesse qui déserta complètement les asclépions.

L'arrêt subi par les sciences médicales, cent cinquante ans
après Hippocrate, nous dispense de poursuivre leur histoire
plus longtemps; ce serait faire œuvre d'érudition inutile.
D'ailleurs, nous ne devons pas oublier que l'évolution des
sciences neurologiques doit seule nous préoccuper. Et cette

(1) Littré, *Dictionnaire de la langue française.*

branche de la médecine, déjà rudimentaire du temps d'Hippocrate, disparut à peu près entièrement du cadre des sciences médicales pour être livrée aux interprétations fantaisistes des philosophes et aux conceptions parfois ridicules et absurdes des foules superstitieuses.

Si les idées philosophiques furent lentes à pénétrer parmi les Grecs, elles s'y développèrent ensuite très rapidement. La philosophie absorba, avec les beaux-arts, une très grande partie de l'activité intellectuelle de ce peuple assimilateur par excellence qui, même vaincu, trouva moyen d'imposer sa civilisation et sa culture aux Romains victorieux.

Malgré tout, le premier philosophe grec qui parle de l'intelligence est Démocrite, qui n'emploie d'ailleurs ce mot que dans le sens très vague d'esprit ou d'organe d'élaboration des idées. Il faut arriver à Platon pour trouver un commencement de différenciation dans les opérations de la pensée, avec tendance à l'attribution d'un organe spécial, préposé à l'éclosion des divers ordres de phénomènes. Mais c'est Aristote, le glorieux élève de Platon, qui établit enfin nettement dans l'âme des facultés distinctes : intelligence, sensibilité et volonté.

En même temps qu'il fixait de façon définitive l'objet propre de chaque science philosophique (psychologie, métaphysique, logique, esthétique, morale) : ce grand philosophe, doublé d'un savant incontestable, trouvait moyen de faire des travaux assez importants sur l'ensemble des connaissances scientifiques de son époque. C'est à l'autorité trop souvent incontestée d'Aristote que nous devons la conception psychologique de la folie, qui n'a plus, pour ainsi dire, été contestée après lui, et qui est encore admise aujourd'hui de beaucoup, comme nous l'avons vu. Nous n'avons donc plus à insister davantage sur l'évolution de cette théorie.

Mais, avant de recevoir cette explication philosophique, adoptée, après Aristote, de tout le monde savant, la folie avait reçu, longtemps auparavant, de la part des foules, des interprétations variées, où se manifestaient les instincts d'ignorance et de curiosité, inséparables de la nature humaine.

L'explication la plus répandue dans le peuple était celle de l'intervention divine. La folie était comme le résultat d'une incarnation chez l'homme de divinités favorables ou nuisibles, et les aliénés (*quos Jupiter dementat*) étaient, la plupart du temps, considérés comme les victimes de la colère des dieux. Cette croyance, si commune chez les Grecs, loin de disparaître avec l'empire romain, a persisté et fut particulièrement développée, au moyen âge, chez les peuples latins.

L'histoire nous renseigne suffisamment sur l'importance accordée aux pratiques de sorcellerie et d'occultisme, dans certains milieux et à certaines époques. La théomanie, la démonomanie et le sorciérisme fleurissaient à l'envie, excitant la curiosité superstitieuse des esprits. Et l'Eglise, en instituant un rite spécial (exorcisme) pour chasser le démon du corps des possédés, a tout fait pour établir une conception théiste des états d'aliénation.

Chez les Grecs (le peuple le plus tolérant de la terre), il est curieux de constater que la folie n'inspirait pas la crainte mystérieuse et la répulsion instinctive qu'elle semble produire encore chez nous. Et, le plus piquant, c'est que, bien souvent, certains dégénérés (des excités maniaques, des épileptiques et des hystériques) passèrent chez les Grecs, pour avoir des communications avec les dieux. Les pythonisses qui rendaient des oracles à Delphes, à Corynthe, à Thèbes... étaient sûrement des sujets accessibles à la suggestion et à l'hypnotisme; c'étaient aussi parfois de véritables fous, dont les accès, vrais ou feints, étaient provoqués par les prêtres médecins (asclépions) plus ou moins versés dans l'art des pratiques spirites (imposition des mains, pression sur le globe oculaire, fixation d'objets brillants). Beaucoup d'états de somnambulisme et de catalepsie étaient provoqués parfois chez ces sujets complaisants, au moyen d'intoxications directes (peut-être l'opium, l'acide carbonique, le gaz des marais et par les vapeurs sulfureuses des sources thermales qui se trouvaient dans l'enceinte des temples).

A côté de l'interprétation grossière que les masses donnaient parfois à la folie, nous avons le devoir de signaler aussi l'opinion, relativement hardie, de quelques médecins qui, avant le dix-neuvième siècle, risquèrent une explication physiologique des états mentaux. Mais ces rares manifestations se réduisirent à des théories tellement nébuleuses sur des « humeurs noires » ou *peccantes*; elles se basaient sur des erreurs tellement grossières, sur l'anatomie, sur la circulation du sang, sur la nature et le rôle des sécrétions organiques, qu'il est absolument superflu d'en parler. D'ailleurs, il est temps, croyons-nous, de clore cet historique, déjà trop long, pour examiner le rôle de l'hypothèse psychologique, dans l'explication et dans la classification des états mentaux.

Des qualités de l'hypothèse psychologique.

Nous avons vu que la folie a été longtemps considérée, surtout dans l'antiquité, comme une incarnation chez l'homme de divinités bienfaisantes ou vengeresses; dans les peuples chrétiens c'est le démon qui était censé s'emparer de l'âme de certains fous, surtout des excités maniaques, délirants des grandeurs et persécutés. Mais aux yeux du monde savant l'aliénation était considérée depuis Aristote comme une maladie propre de l'âme et de ses facultés. Or, dans toutes les religions, l'âme est considérée comme une émanation ou une création de Dieu. Etant donnée cette croyance, tout homme vraiment religieux devait, et doit même encore, entourer les fous d'un respect naturel.

Le résultat des sentiments très divers provoqués par l'idée qu'on se faisait de la folie, se traduisit, suivant les personnes et les époques, par des inconvénients déplorables ou par des avantages marqués. Si les aliénés furent souvent victimes des passions humaines, ils bénéficièrent souvent d'un excès d'indulgence de la part des pouvoirs civils et religieux qui voisinaient au moyen âge. Faisant fléchir la loi en leur faveur, les magistrats sincèrement croyants ne leur appliquèrent pas toujours la rigueur des sanctions ordinaires. La conception psychologique de leur état mental fut pour les fous une sauvegarde.

Malheureusement, ils étaient alors mêlés à une société brutale, dont les rouages impitoyables en brisèrent plus d'un. La Révolution ne fit rien que leur assurer l'égalité devant la loi. Et il fallut que l'illustre Pinel, au siècle dernier, soulevât pour ainsi dire, l'opinion publique par ses appels à la philanthropie et à la justice, pour qu'on arrive en France à faire pour eux une loi d'isolement et de protection.

On peut dire que la création des asiles départementaux répond à une conception bien animiste des états d'aliénation, car autrement l'on aurait traité les fous dans les hôpitaux ordinaires, et on n'aurait point bâti ces palais relativement luxueux d'où l'âme est absente, c'est le cas de le dire. Nous avons vu que l'hypothèse psychologique des maladies mentales avait pris corps naturellement et s'était imposée d'elle-même aux esprits. Elle fut adoptée des savants sans enthousiasme comme sans regret, parce qu'elle était la seule qui eût l'air d'expliquer quelque chose.

Les facultés de l'âme constituaient après tout un moyen de classification vraiment commode, étant donné le petit nombre de maladies mentales. Quel eut été d'ailleurs, à cette époque, l'esprit assez audacieux pour mettre en doute les affirmations des philosophes à peu près unanimes sur ce point. C'était alors l'âge d'or où régnait la soumission aveugle au principe d'autorité : *dominus dixit*. Si les philosophes en arrivèrent a distinguer des facultés spéciales, intelligence, volonté, sensibilité, mémoire, ils y furent probablement entraînés par la curiosité légitime des foules qui voulaient savoir autre chose que des généralités sur cette âme dont les attributs, unité, simplicité, identité ne disaient rien à leur cerveau étroit.

Il est permis de croire aussi que les philosophes avaient quelque intérêt à paraître renseignés sur les coins et les recoins de l'âme ; ils pouvaient ainsi éblouir les vulgaires mortels, en discutant à perte de vue sur des questions touchant de très près au mystère et à la divinité même.

Les médecins des temps anciens aussi bien que modernes furent bienheureux d'hériter d'un travail déjà fait et s'empressèrent de profiter à leur tour des avantages que l'hypothèse des facultés de l'âme était capable de procurer. Au moyen âge ils surent échapper en général à la confusion fréquente des états mentaux avec la possession démoniaque, préférant s'en tenir à l'hypothèse des facultés de l'âme, les plus hardis se lançant au besoin dans une physiologie fantaisiste dont les vapeurs et les humeurs peccantes faisaient les frais.

Mais pourquoi ne pas l'avouer, le médecin n'a-t-il pas tout intérêt à maintenir l'existence de la théorie psychologique? Capable de provoquer et de faire disparaître (momentanément du moins) des états nervoso-mentaux (somnambulisme, état cataleptique, délire, etc.), le médecin ne devient-il pas de ce fait une véritable puissance, et sa profession ne s'élève-t-elle pas au rang d'un sacerdoce? Socrate se vantait d'accoucher les intelligences; les psychiâtres ne pourraient-ils pas se flatter d'arriver à guérir non seulement les troubles de l'intelligence mais les affections de toutes les facultés de l'âme.

Aux grands jours de la Salpêtrière, qui vit miraculeusement guérir tant de maladies, qu'on croyait incurables, et aujourd'hui traitées partout, Charcot, entrant dans son service, le sourire de l'orgueil aux lèvres, pouvait suivre les effets de sa visite attendue sur certaines hystériques. Chez beaucoup de ces malades, déjà hérédo-intoxiquées probables, une partie de la substance cérébrable, ayant fixé récemment des toxines (intoxications génito-urinaires, gastro-intestinales...) et se trouvant de ce fait sous un certain tonus voisin du tétanos physiologique, n'attendait que le traumatisme parfois impondérable (sensation visuelle, auditive, tactile, action directe des résidus kinesthésiques, poisons organiques sur les centres, transmission à distance des vibrations nerveuses) qui devait faire éclater des états nerveux, variables avec la nature même des toxines.

Cependant quelle était l'explication à peu près universellement admise de ces états ainsi provoqués? Quelle est l'explication fournie aujourd'hui des phénomènes semblables observés depuis si souvent? Et d'une façon générale, à quoi attribue-t-on ces sortes d'épidémies de contortionisme, de catalepsie, de manies du suicide et du crime? L'hypothèse psychologique, merveilleuse de commodité, vient fournir le plus simplement du monde la raison de ces phénomènes. Pour elle, c'est un jeu de nous éclairer sur la nature de la suggestion et de l'hypnose. Tantôt c'est une volonté s'imposant aux volontés subjuguées des malades, et modifiant directement les lésions ou les fonctions ; tantôt c'est l'idée religieuse qui provoque l'extase et l'insensibilité ; tantôt c'est l'imagination créatrice ou la mémoire imaginative, qui fabriquent des hallucinations et morcellent notre « moi ». Il y a toujours quelque faculté en réserve pour fournir une explication immédiate de tous ces états si compliqués qu'ils soient.

On attache simplement une étiquette psychologique, sans avoir à s'inquiéter d'autre chose.

Nous n'insisterons pas ici sur la moralité très relative d'une conception qui admet par exemple l'oppression d'une volonté par une autre plus puissante ! Nous ne faisons pour le moment qu'enregistrer les avantages de l'hypothèse psychologique ; et aucune autre n'est aussi propre à assurer au médecin cet empire moral qui, à lui seul, peut guérir momentanément certaines maladies et contribuer à l'amélioration des états nervoso-mentaux.

Jusqu'ici, nous avons surtout envisagé la théorie explicative renfermée dans la définition même de la folie. Nous allons maintenant envisager plus particulièrement le moyen de classification ; c'est à ce point de vue surtout que l'hypothèse a été nécessaire, au commencement et très utile encore après, aux sciences neurologiques.

En l'absence de toute division naturelle des maladies mentales, on fut bien obligé de choisir les symptômes eux-mêmes, c'est-à-dire les principales fonctions psychiques comme moyen de différenciation des maladies entre elles. Mais les anciens n'ont jamais pensé qu'il pût y avoir des fonctions cérébrales proprement dites. Le cerveau, pour eux, était un organe chargé simplement de transmettre et de faire exécuter les ordres des facultés de l'âme, souveraines maîtresses. Cette conception s'est maintenue à peu près intégrale jusqu'à nos jours. C'est ainsi que chaque faculté a son domaine spécial et son but propre ; et, si elles collaborent parfois ensemble, elles sont aussi souvent capables de lutter entre elles. Par l'intelligence on conçoit, par la sensibilité on aime, on exécute par la volonté. Dans les drames d'Euripide et mieux encore dans les tragédies

de Corneille, nous avons lu et même appris par cœur plusieurs
de ces monologues poignants où les héros font intervenir tour
à tour les principales facultés. L'intelligence hautaine et sûre
d'elle-même, parle du devoir et de la morale universelle, ce
pendant que la sensibilité parle d'amour, essayant d'apitoyer
l'arrogante première, à qui elle joue parfois des tours ingénieux,
quand ce n'est pas la volonté qui la trahit lâchement.

On est loin d'être d'accord pour savoir si beaucoup de phénomènes peuvent être attribués à une faculté ou à une autre,
c'est une distinction absolument impossible à faire souvent ;
mais n'insistons pas.

D'une façon générale tous les troubles afférents au langage
et à l'écriture, sont classés : maladies de l'intelligence ; les
anomalies de l'enrégistrement des sensations dans leur transformation en perceptions sont attribuées à la sensibilité, etc.,
formes variées d'amnésie lésions de la mémoire ; perte par-
tielle ou totale de la notion du moi (maladies de la personnalité ou de la conscience…, etc. Tel est le cadre tout formé que
les philosophes ont mis à la disposition des sciences neurologiques ; il fut admis sans discussion et il sert encore, quoique
reconnu par certains comme arbitraire.

Quoiqu'il en soit et malgré ses imperfections, il faut avouer
que l'hypothèse psychologique a rendu des services immenses.
En faisant de l'intelligence la clef de voûte pour ainsi dire de
la classification des états mentaux, elle dirigeait tout particulièrement les recherches des savants vers l'étude des manifestations mêmes de cette faculté.

Ce n'est guère qu'au milieu du xixe siècle que prit naissance
le goût des sciences neurologiques. Charcot et son école ne
contribuèrent pas peu à leur essor par leurs travaux et par
les découvertes dont ils enrichirent la médecine.

C'est surtout sur les troubles du langage et de l'écriture
que se porta l'attention des savants ; rien de plus naturel ;
l'ensemble des fonctions du langage et de l'écriture constituant
à eux seuls une bonne partie du domaine de l'intelligence.
Aussi, chaque symptôme fut successivement étudié et décrit

de façon à peu près définitive, du moins au point de vue clinique sinon au point de vue anatomo-physiologique.

Une des facultés qui a donné lieu depuis cinquante ans à des études vraiment intéressantes est la conscience. Nous en parlons de préférence parce que son étude en tant que faculté proprement dite, est de date relativement récente au point de vue médical. Certaines observations portant sur des maladies de la personnalité datent déjà de longtemps. On peut citer le cas de cette dame qui se croyait réduite en cendres et craignait d'être éparpillée par le vent. Foville étudia en détail le « vieux grognard », qui parlait de lui comme d'un étranger ayant quelque fausse ressemblance avec sa propre personne, morte à Austerlitz, disait-il, emportée par un boulet de canon.

M. le professeur Pitres, une des illustrations de la Faculté de Bordeaux, a publié seul ou en collaboration avec M. le professeur Régis des observations fort intéressantes sur certaines lésions de la personnalité (1).

La question, ainsi envisagée, met forcément en cause les facultés de l'âme dans l'explication de ces phénomènes. Malgré cela, le docteur Régis, dans plusieurs communications successives (2) a plutôt l'air d'abandonner l'idée de l'intervention directe ou indirecte du « moi » dans la production des états de rêve et de délire aigus ou chroniques ; il semble vouloir ramener les diverses formes de délire, d'obsessions, d'hallucinations, de dédoublements ou morcellements de la personnalité, à un point de départ commun et d'ordre purement physiologique, qui serait le rêve simple différentié et extériorisé, suivant le siège et la nature de l'intoxication causale (3). Cette simplification qu'il entrevoit et qu'il propose,

(1) Pitres et Régis, *La Personnalité*.

(2) Régis, *Psychoses d'auto-intoxication* « Le délire des infections et des auto-intoxications est un délire de rêve. »

(3) Le rêve et ses dérivés (onirisme, délires, etc.) d'après l'hypothèse psychologique seraient d'origine subjective primitive, c'est-à-dire causés par l'initiative directe de l'imagination ou de la mémoire imaginative malades.

même, constitue une idée vraiment remarquable, par le sens clinique qui y paraît renfermé ; et nous admirons d'autant plus en cela M. le professeur Régis, que cette conception n'est pas absolument contradictoire, mais bien contraire au moins à la théorie psychologique des états mentaux.

Le plus grand mérite de la théorie psychologique et son principal titre de gloire sera sûrement d'avoir donné naissance à la psychothérapie. L'enthousiasme soulevé par la découverte de la suggestion et de l'hypnotisme doit être attribué, en grande partie, à la conception spiritualiste des psychoses en général. Il est fort possible que les pratiques des spirites et les trucs des magnétiseurs aient précédé les recherches de la médecine sur ce terrain; car, la science doit à sa propre di-

La découverte de la constitution du neurone avec ses prolongements protoplasmiques et cylindraxiles (Ramon y Cajal), celle des toxines tour à tour convulsivantes (nuit) et hypnogènes (jour) accumulées dans le tissu nerveux particulièrement de façon à expliquer les états successifs de veille et de sommeil (Bouchard), sont deux faits capitaux qui permettent d'établir très simplement une théorie physiologique du rêve et de tous les états qui en dérivent (onirismes). Les toxines pathologiquement produites venant ajouter leur action novice aux poisons organiques naturels se déposent au niveau des articulations inter-cylindraxiles et inter-protoplasmiques : 1° font rétracter certaines extrémités neurofibrillaires ; 2° hypertrophient (par processus inflammatoire) certaines autres au hasard de la diffusion des poisons dans les tubes nerveux (formes aiguës temporaires); 3° la destruction des extrémités contiguës produit l'isolement partiel ou total des neurones ou des centres ; 4° l'adhérence par cicatrisation des mêmes extrémités, sorte d'ankylose inter-cylindraxile ou inter-plotoplasmique, produisant, au contraire, la communication directe chronique ininterrompue des neurones ou des centres, (hallucinations, idées fixes.)

Ces mêmes poisons organiques ou autres, par leur action sur place sont la plupart du temps l'origine des images et idées dites subjectives, celles-ci pouvant, d'ailleurs, avoir pour point de départ des sensations auditives ou tactiles périphériques conscientes mais plus souvent inconscientes (résidus kinesthésiques.)

guité de n'arrêter son étude que sur des faits incontestables. Mais aussi, dès que ces faits furent acquis, tout le monde se rappelle encore le mouvement général de curiosité et la fièvre d'investigations que firent naître les premières expériences scientifiques et les premiers résultats thérapeutiques obtenus au moyen de l'hypnotisme et de la suggestion.

Les plus grands esprits attirés par le problème captivant des facultés de l'âme, et croyant avoir déjà dévoilé une partie du mystère supposé d'un au-delà hypothétique, se livrèrent à des recherches qui eurent du moins pour résultat une étude détaillée des symptômes intéressant toutes les maladies nervoso-mentales. Les sciences neurologiques, grâce à la psychothérapie, ont fait plus de progrès en trente ans, qu'elles n'en avaient fait depuis plus de deux mille ans.

Il faut avouer que la suggestion et l'hypnotisme ne passionnent guère plus le monde médical, dont une bonne partie se défia toujours des données que pourrait fournir, cet élément psychologique, à la médecine scientifique. On avait fondé trop d'espoirs là-dessus; ils ne se sont pas réalisés, et nous verrons pourquoi dans la suite. La théorie des facultés de l'âme avait provoqué un mirage si séduisant, qu'il ne devait pas et ne pouvait pas être vrai.

Défauts de l'hypothèse psychologique.

Après avoir mis toute notre impartialité à signaler les qualités de la théorie psychologique, nous sommes vraiment plus à l'aise pour en démontrer les défauts. Nous nous baserons pour cela sur des raisons d'ordre philosophique et d'ordre médical, puisque la question intéresse à la fois la psychologie et la médecine.

Et nous commencerons par déplorer cette dualité même, cette confusion voulue de deux sciences d'ordre si différent; l'une, purement spéculative, l'autre, d'observation et d'expérience. Il y a de quoi surprendre, même à la simple réflexion, qu'on ait confondu si longtemps ensemble, des notions empruntées à des sources si différentes : le corps et l'esprit. Nous nous demandons même, comment la pathologie générale qui embrasse toutes les autres branches de la médecine, a renoncé sans discussion aux maladies mentales!

Si cette conception s'imposait pour ainsi dire autrefois en l'absence de toute autre hypothèse, lorsque les sciences neurologiques se sont affirmées, il était du devoir des savants de contrôler rigoureusement les bases sur lesquelles ils avaient la prétention d'appuyer la division fondamentale des états mentaux; c'est-à-dire qu'ils devaient commencer par établir, par démontrer scientifiquement l'existence même des facultés de l'âme.

Cette démonstration n'a jamais été faite et nous estimons qu'elle est impossible, parce que l'admission de facultés ayant une existence propre (entités biologiques), est absolument contradictoire avec les attributs même de l'âme : unité, identité, simplicité, immortalité. Aussi, la philosophie contemporaine a renoncé à ce morcellement illogique de l'âme en misérables tronçons et certains philosophes ont même exercé leur verve railleuse sur cette conception éminemment fantaisiste (1).

D'ailleurs, la logique, applicable à toutes les sciences, impose à la médecine l'abandon d'une hypothèse à priori indémontable; car des phénomènes dont on ne connait et dont on ne peut connaitre que la matérialité, il sera toujours impossible de savoir « scientifiquement » la part de spiritualité, en supposant qu'il y en ait une. Et cette seule raison démontre en même temps l'invraisemblance et l'absolue inutilité de la théorie des facultés de l'âme.

Dans la définition même de la folie qui doit renfermer logiquement l'explication générale de cette maladie, nous avons vu qu'on fait intervenir l'intelligence et les autres facultés de l'âme dont on suppose l'existence et qu'on admet être connues scientifiquement. C'est là une supposition toute gratuite et dont la légitimité est très contestable. Rien n'est moins certain, nous l'avons vu, que l'existence même de ces entités (biologiques ou non); en tout cas, il est indispensable avant de s'en servir, d'en donner une définition qui, pour être scientifique, doit renfermer « le genre prochain et la différence spécifique ».

Pas plus dans les ouvrages de philosophie que dans toute la bibliographie des maladies mentales, nous n'avons pu trouver cette définition pourtant nécessaire; et les quelques essais qu'on a tentés n'ont fait qu'en démontrer l'impossibilité.

D'ailleurs une étiquette psychologique, gratuitement accolée à la définition des diverses maladies mentales, offre-t-elle quelque intérêt? Quand on a dit que la folie est due à des troubles de l'intelligence ou des autres facultés de l'âme, la science a-t-elle fait un pas de plus? A notre avis, on n'a fait de la sorte qu'introduire dans le problème une inconnue de

(1) Rabier, Marion, Espinasse....

plus, et ce qui est plus grave, une inconnue incapable d'être vérifiée (1).

Dans la première partie de ce travail, parmi les définitions de la folie, nous avons cité la suivante : « L'imbécilité et l'idiotie signifient absence primitive des facultés. » Il y a déjà là contradiction absolue avec ceux qui font consister la folie en des lésions des facultés.

Il n'est pas plus permis de prendre au sérieux l'une ou l'autre de ces définitions que la comique boutade de Molière sur l'opium :

> *Cur opium facit dormire?*
> *Quia est in eo virtus dormitiva*
> *Cujus est naturâ sensus assoupire.*

Les définitions de la folie empruntées à la psychologie renferment forcément en elles-mêmes une double contradiction :

> 1° dans l'idée ;
> 2° dans les mots.

Le paradoxe est un moyen précieux d'attirer l'attention et de frapper l'esprit par des contrastes violents ; mais pour produire son effet, il ne doit point porter à faux. Ainsi, quand on nous parle de « lésions de l'intelligence, de lésions de la personnalité, entités biologiques », nous sommes d'abord éblouis de l'audace d'une conception vraiment originale ; mais à la réflexion, nous ne voyons plus qu'une misérable contradiction :

1° Dans l'idée elle-même qui établit un rapport de cause à effet entre (l'intelligence), création spéculative, et la lésion, fait purement matériel ;

(1) « Mais il faut se garder de prendre ce mot pour une explication. Nous ne connaissons les facultés que par les phénomènes qui les manifestent ; par conséquent, les phénomènes nous sont mieux connus que les facultés et rien n'est plus contraire à une bonne méthode que d'expliquer ce qui n'est pas clair par ce qui l'est moins encore, *obscurum per obscurius.*

» De là, la tendance de la psychologie scientifique contemporaine à répudier jusqu'à ce mot de facultés. » (*La Grande Encyclopédie*).

2° Dans les mots, cette contradiction est non moins visible. Le sens étymologique suffit en cela à nous renseigner. Les mots entité (qui est par lui-même), et biologique (qui appartient au monde vivant) de nature absolument contradictoire, ne peuvent être accolés ensemble pour désigner intelligence ou toute autre faculté.

En parlant de l'essor merveilleux imprimé aux sciences neurologiques, par la découverte et la démonstration expérimentale des états de suggestion et d'hypnotisme, nous avons fait des réserves sur la part d'immoralité attachée à la conception psychologique. La suggestion, en effet, envisagée comme état mental communiqué, imposé par la volonté d'un expérimentateur, suppose chez le sujet la suppression du libre arbitre et de la responsabilité au bénéfice d'une faculté dominatrice. Et ici, nous ne parlons pas au point de vue de la loi, qui pourrait autoriser et autorise, en effet, l'emploi de la suggestion et de l'hypnotisme en médecine ; mais nous nous plaçons au point de vue de la morale théorique, et nous sommes obligés d'affirmer qu'une théorie admettant comme possible l'annihilation ou l'oppression d'une volonté par une autre, est contraire à la justice immanente et attentatoire à la dignité de la personne morale.

Nous manquons des documents nécessaires et de l'autorité suffisante pour traiter la question, au point de vue de la théologie morale et de la religion. Mais il nous semble qu'elles ne peuvent que condamner une conception qui admet des lésions d'une âme immortelle créée par Dieu. La suppression du libre arbitre par la suggestion et l'hypnotisme condamne l'hypothèse psychologique des états mentaux. Pareils inconvénients, soit dit en passant, n'existeraient plus avec une théorie matérialiste des états mentaux, puisque toutes les questions de moralité, de dignité ou de croyance confessionnelle seraient obligés de disparaître devant l'explication naturelle, c'est-à-dire anatomophysiologique, des phénomènes (les faits proprement dits ne renferment en eux-mêmes aucun élément de moralité, ni d'immoralité, ni de convenance). De plus, les phénomêmes ne peuvent être contradictoires en eux-mêmes mais seulement dans leur interprétation.

Nous allons maintenant envisager l'hypothèse psychologique au point de vue des résultats, qu'elle a donnés. Si elle a séduit jusqu'ici les philosophes et les savants, si les médecins eux-mêmes l'ont acceptée pour sa commodité, il faut avouer en revanche qu'aucune autre n'était aussi capable qu'elle d'amener l'indifférence des chercheurs.

Avant la Révolution, quel eût été le savant assez audacieux pour se livrer à l'étude critique des théories explicatives des états mentaux? Et on devine la hardiesse d'esprit qu'il eût fallu pour soupçonner seulement la possibilité d'une psychothérapie. Au moyen âge surtout, il eut été fort imprudent de se livrer à des recherches, ou de soulever des discussions que l'inquisition aurait risqué de trouver contraires au sacro-saint, principe d'autorité et à des dogmes étroitement interprétés. Chez les grecs, le peuple le plus tolérant de la terre, Socrate paya de sa vie le talent précieux qu'il avait « d'accoucher les intelligences » par sa célèbre méthode « maïeutique ». Jésus-Christ (envisagé ici au point de vue humain seulement) fut crucifié pour avoir soulevé l'enthousiasme des foules juives, par les résultats vraiment merveilleux d'une psycho-thérapie, dont il ne livra jamais le dangereux secret. Et plus près de nous, Jeanne d'Arc « la bonne Lorraine qu'Anglais brûlèrent à Rouen » ne fut-elle pas condamnée pour démonomanie et sorciérisme? Ces nobles victimes de la « bête humaine » témoignent du danger, pour les hommes supérieurs (dégénérés ou non) des grands gestes, si souvent incompris des foules brutales.

Effrayés par ces exemples poignants et par tant d'autres, beaucoup de penseurs et de savants gardèrent un silence prudent, ou durent, comme Rabelais, déguiser l'idée vengeresse sous un travestissement génialement comique.

Les sciences en général et la neurologie en particulier ont subi de ce fait comme un travail de momification. Elles sont restées de longs siècles, cristallisées dans un moule étroit, qui un peu élargi par les mouvements révolutionnaires du xvi⁰ siècle (Réforme. Révolution anglaise) fut définitivement brisé par la Révolution française.

Mais avant cette date, il n'y eut pas que les sciences neurologiques à souffrir des idées reçues. Les fous eux-mêmes furent victimes bien souvent des conceptions spiritualistes ou théistes que les fautes brutales et même les pouvoirs publics se faisaient des états d'aliénation. La théomanie, la démonomanie et le sorciérisme, fréquemment invoqués comme explication de la folie, n'était qu'un moyen honteux de satisfaire les instincts féroces d'une humanité luttant pour la vie sans dignité. Les aliénés ne pouvaient que succomber sans comprendre.

Et aujourd'hui encore, pourquoi les sciences neurologiques sont-elles si négligées ? Pourquoi cette ignorance générale et voulue parfois de la médecine mentale ? Pourquoi les aliénés inspirent-ils une terreur vague ou une curiosité malsaine? Tout cela s'explique par la conception psychologique adoptée de tout le monde sans discussion et sans contrôle par une habitude fatale?

Enfin, si on n'étudie pas avec plaisir et surtout avec profit les maladies mentales, c'est à cause de la théorie animiste qui déroute les recherches et désespère à l'avance les bonnes volontés.

Conditions d'une bonne hypothèse.

L'hypothèse psychologique répond-elle à ces conditions?

Nous allons maintenant envisager la question sous un jour moins abstrait, en examinant l'hypothèse psychologique au point de vue scientifique.

La première condition, absolument indispensable à une hypothèse scientifique, est :

1° De n'être en contradiction avec aucun *fait.* Nous appuyons à dessein sur ce dernier mot, car l'hypothèse à étudier étant d'ordre philosophique, pourrait être contradictoire en elle-même, c'est-à-dire, au point de vue théorique, sans entrer en contradiction absolue avec les faits au point de vue pratique. Beaucoup de faits sont contraires à la conception psychologique des états mentaux, mais ils ne lui sont pas contradictoires. Nous accordons ce premier point, malgré qu'on puisse faire à ce sujet quelques réserves. Mais si elle remplit tant bien que mal, la première condition, c'est pour l'excellente raison, qu'elle n'essaie même pas de satisfaire à la seconde;

2° Une hypothèse scientifique doit expliquer tous les faits ou le plus grand nombre de faits possibles. Nous allons voir que la théorie des facultés de l'âme, loin d'apporter le moindre secours à l'étude et à la compréhension des phénomènes neuropathiques, apparaîtra chaque fois, comme un obstacle à leur interprétation, ou ressortira comme une superfétation ; *les choses se passant toujours comme si les facultés de l'âme n'existaient pas.*

Nous allons passer en revue les principaux états de psychose pour voir l'explication que peut en donner l'hypothèse psychologique. Nous commencerons par les affections d'origine héréditaire, étudiant surtout le phénomène général en lui-même.

DE L'HÉRÉDITÉ.

Les partisans de la théorie psychologique, d'accord en cela avec eux-mêmes définissent l'hérédité : « *Une prédisposition originelle* » à contracter la maladie des ascendants.

Cette prétendue définition n'est en réalité qu'une pétition de principe et ne vaut guère mieux que la définition déjà citée des propriétés de l'opium de Molière. Non seulement elle ne nous apprend rien; mais elle n'est pas exacte. La découverte merveilleuse de la *perméabilité du placenta* (1) aux toxiques et surtout aux toxines microbiennes et organiques, est venue dévoiler les prétendus mystères d'une hérédité, que la physiologie explique de façon satisfaisante.

Etant données :

a) La perméabilité du placenta aux toxines ;

b) L'affinité toute spéciale de la substance nerveuse pour les poisons organiques (2) il est évident outre mesure que : l'héré-

---

(1) Le placenta normal agit vis-à-vis des infections à la façon d'un filtre de porcelaine; c'est-à-dire qu'il laissera passer les toxines en arrêtant les microbes. Mais ces derniers passeront eux-mêmes à la faveur des altérations histologiques du placenta ». *Accouchement*. — Dubrissay et Jeanin, 1903.

(2) « Les empoisonnements, d'où qu'ils viennent, quels qu'ils soient, ont une » prédilection marquée pour le système nerveux ; et l'on s'étonnerait à juste » titre que les poisons internes fassent exception à la règle. A priori, on est » donc forcé d'admettre qu'il y a des psychoses par auto-intoxication.

»Nous croyons qu'à chacune des grandes formes d'auto-intoxication, corres- » pond un chimisme particulier, décelable par l'analyse.» (Régis, *Psychoses d'auto-intoxication.*)

Cette affinité des toxiques et des toxines pour la substance nerveuse

dité n'est pas une *prédisposition*, mais une véritable vaccination, une intoxication, compensée normalement, susceptible de reparaître, dès que l'équilibre plus ou moins stable des fonctions excrétosécrétoires vient à se rompre dans l'organisme.

D'après la théorie psychologique, les exceptions dans la transmission des lésions intellectuelles, et les cas d'*atavisme* sont des mystères insondables et incompréhensibles.

Avec la grande théorie des intoxications, ces faits deviennent faciles à expliquer. (1)

Un père et une mère intoxiqués, pourront avoir un ou plusieurs enfants, pendant une période de compensation temporaire (produite par un traitement approprié, ou par l'intervention d'une antitoxine sécrétée dans l'organisme au moment de la fécondation ou pendant la grossesse).

La grande théorie des intoxications ne s'applique pas seulement aux maladies mentales; elle est du domaine de la pathologie générale, qui doit, à notre avis, englober la neurologie au même titre que toutes les autres branches de la médecine.

Si la théorie psychologique est incapable d'expliquer l'hérédité mentale, nous avons vu que la théorie des intoxications l'explique fort naturellement, au contraire, par dialyse et diffu-

---

aujourd'hui bien établie, a inspiré Roux, dans le traitement de l'intoxication tétanique par le lavage ou l'injection intra-cérébrale au moyen de sérum. Les résultats devaient être incomplets vu l'impossibilité d'entraîner ou de délayer suffisamment les poisons déjà fixés ; mais il est probable et même absolument certain que les toxiques et toxines diffusent et dialysent rapidement le long des tubes sanguins, lymphatiques et nerveux, vu leur constitution anatomique.

(1) Notre thèse consistant surtout en une discussion critique de l'hypothèse psychologique, nous ne pouvons pas nous lancer dans des développements fort intéressants, mais déplacés, sur la théorie des intoxications, dont les trois grandes branches naturelles : *hérédo — hétéro —* et *auto intoxications*, pourraient à notre avis constituer un cadre général de classification, les données anatomo physiologiques servant, dans la suite, à différencier, entre elles, les formes spéciales propres à chaque maladie.

sion, à travers le placenta, des toxines : testiculaires, ova-
riennes, thyroïdiennes, hépathiques.

La même théorie s'affirme nettement comme hypothèse
scientifique, en expliquant physiologiquement la transmission
héréditaire des états d'aliénation; elle donne en même temps
la clef de ces fameuses lois de Prophéta et de Colles (1) qui
passaient autrefois pour un mystère incompréhensible.

Nous insistons tout particulièrement sur cette question de
l'hérédité, parce qu'elle domine pour ainsi dire toute la médecine mentale.

« Il y a hérédité dans les neuf dixièmes des cas » (2).

Les aliénations acquises compteraient ainsi pour un dixième
d'après cette statistique. Nous sommes persuadé que l'hérédité
joue un rôle beaucoup plus important et doit entrer en ligne
de compte dans les quatre-vingt-quinze centièmes des cas.
Tous ceux qui ont fait de la clinique mentale savent les difficultés auxquelles on se heurte au point de vue des anamnes-
tiques.

1° Très souvent les fous n'ont pas de famille proprement

---

(1) Une femme accouchant d'un enfant siphylitique, et ne portant pas trace
d'infection, pourra nourrir cet enfant, même s'il a des lésions buccales, sans
danger pour elle, qui jouit d'une véritable immunité (Colles).

Un enfant né sans trace d'infection, d'une mère syphylitique ne saurait
être contagionné par sa mère (Propheta).

Ces phénomènes d'immunisation acquise sont manifestement l'effet d'un
véritable traitement (séro et opothérapique à la fois) constitué par la diffusion prolongée des toxines et antitoxines simultanément fabriquées par la
mère et par l'enfant. Les deux organismes, vaccinés ainsi, neutralisent faci-
lement le virus siphylitique au moyen des sécrétions glandulaires appro-
priées.

L'équilibre résultant de cet état n'est autre que ce qu'on appelle l'accoutu-
mance, mot bien vague, digne d'être mis à côté des mots : prédisposition,
idiosyncrasie, idiopathie...... etc.

(2) Marcé, *Traité de médecine mentale*. Debierre. *L'hérédité normale et
pathologique*.

dite d'où on puisse tirer des renseignements utiles au point de vue des antécédents héréditaires;

2° Les fous mentent souvent ;

3° En médecine ordinaire, les malades sont la plupart du temps incapables de fournir des renseignements certains sur leurs père et mère, et presque jamais sur les grands parents. Quelles difficultés n'y a-t-il pas dès lors quand il s'agit d'aliénés;

4° La folie revêt des formes tellement variées. Le nombre et les caractères des manies, par exemple, est tellement grand et tellement difficile à préciser, qu'une statistique précise, portant sur l'hérédité, est impossible à notre avis.

D'ailleurs, comment apprécier, dans la production des états mentaux, le rôle souvent considérable des intoxications (typhique, tuberculeuse, puerpérale, alcoolique, saturnine..., etc., transmises en totalité ou en partie, grâce à la perméabilité du placenta, soit par le père, soit par la mère, à l'enfant et par l'enfant lui-même à la mère, durant la grossesse.

D'ailleurs, les formes d'aliénation qui se manifestent dès la naissance (stupeur, hébétude..., etc.), conséquences de lésions déjà installées. paraissent être fort rares et avoir leur point de départ dans une solution de continuité (au niveau du placenta ou chez l'enfant même) qui a servi de porte d'entrée à des éléments microbiens ou toxiques ayant détruit l'équilibre primitif de compensation.

Généralement, les états d'aliénation n'apparaissent que dans le cours du développement, au fur et à mesure de l'entrée en fonctions de nouveaux facteurs toxiques (surtout d'origine glandulaire) au fur et à mesure aussi de la disparition de l'atrophie ou des arrêts de développement de certains organes. Sous ce rapport, on ne connaît guère que le rôle joué par le corps thyroïde (idiotie, crétinisme); celui des capsules surrénales est seulement soupçonné; quant à la fonction du thymus, elle est encore à l'état d'hypothèse pure.

Mais, en revanche, les observations sont nombreuses et les preuves incontestables, des troubles cérébraux occasionnés par l'hypersécrétion génitale (testicules et ovaires) qui se manifeste de seize à vingt-deux ans (1). A cette période de suractivité glandulaire, il doit se déverser dans l'économie des poisons fort dangereux et de compensation bien difficile, pour expliquer les innombrables accès de délires toxiques, manies des grandeurs, de la persécution....., etc., que les statistiques impitoyables enregistrent (2). Le printemps, en exagérant l'instinct génésique, intervient également comme un facteur important puisque les trois quarts environ des crises de folie éclatent du mois de mars au mois de juin.

Mais il est temps de revenir au côté philosophique de la question et d'abandonner ce côté étiologique des intoxications qui ne rentre qu'indirectement dans notre sujet. Aussi revenons à l'hypothèse psychologique des états mentaux et à l'explication qu'elle fournit de l'hérédité.

Elle ne peut pas raisonnablement admettre la transmission de père et de mère en fils d'une intelligence malade, d'un moi éclopé ou d'une sensibilité obtuse. Une pareille conception serait vraiment grotesque ; nous voulons ignorer s'il n'est pas tout aussi drôle d'admettre la possibilité de lésions semblables plus tard, dans les facultés dont nous sommes les heureux possesseurs. Aussi, passons. Le bon sens ne permet pas d'admettre la transmission directe des facultés par les ascendants : celles-ci doivent bien venir cependant de quelque chose ou de quelqu'un. La théologie nous apprend que Dieu, au moment de la fécondation, nous crée une âme ; simple, identique, immortelle. Des facultés, il n'en est pas question, et il ne serait pas convenable, il serait plutôt immoral de supposer que Dieu puisse nous octroyer une intelligence malade ou une conscience fausse... C'est pourquoi il ne reste aux spiritualistes d'autre solution au problème de l'hérédité que ce-

(1) Monin, *Les troubles nerveux de cause sexuelle* (1902).

Frend, *De l'origine génitale des états obsédants.*

(2) Consulter à ce sujet les statistiques de Planès, portant sur 32.000 cas. Garnier, *La Folie à Paris*, étude statistique (1890).

lui *de la nier* en la réduisant à une prédisposition originelle.
Il est permis de se demander ce que signifie exactement ce
mot ; cette prédisposition est-elle quelque chose ou rien ?
siège-t-elle quelque part et a-t-elle une existence réelle, ou
bien est-ce un faux semblant, quelque chose d'impuissant ?
Nous serions bien aise de l'apprendre. Il nous semble ou plutôt
nous sommes certains que c'est là une explication (?) beaucoup
plus obscure que le phénomène à définir.

Passons maintenant à l'explication des états mentaux non
plus héréditaires (hérédo-intoxications pour nous) mais acquis
ou d'origine extérieure (hétéro intoxications). Le rôle joué par
l'intelligence dans la genèse de ces états, ne nous apparaît
pas bien brillant et nous semble vraiment indigne des pré-
cieuses qualités qu'on se plaît à lui reconnaître. Au lieu de
déceler dès le commencement la marche envahissante du mal
qui la ronge elle-même, au lieu de pressentir, de voir pour
ainsi dire le poison qui se fixe lentement sur un cerveau (sensé
ne rien savoir sans elle) l'intelligence est la plupart du temps
muette ; occupée ailleurs et marivaudant peut-être avec les facultés sœurs, elle trahit à notre avis la matière qu'elle est
chargée d'animer et de défendre. Elle ne suit pas la marche
de l'intoxication, qui, successivement, irrite la substance nerveuse, exagère les réflexes, provoque des tremblements, des
troubles du langage, de l'écriture, et détruit ou isole à la longue les centres, que l'intelligence ne sait pas défendre. Seul,
le cerveau supporte l'effort d'une lutte poignante de défense
et de réparation, ce pendant que les facultés se désintéressent
d'un domaine qui serait le leur propre.

Cela n'est-il pas vraiment extraordinaire ? Puisque *tout se
passe dans le cerveau comme s'il n'y avait pas de facultés de l'âme*,
par quelle insistance, par quelle fantaisie sans objet veut-on à
tout prix leur maintien ? C'est pour nous un véritable mystère.

A propos de la psychothérapie nous avons déjà parlé des
principaux états provoqués par la suggestion et par l'hypnotisme. Comment la théorie psychologique explique t-elle ?

1° Leur production (cause déterminante) ?

2° La cause même de cette facilité à passer à l'état de veille à peu près normal, aux divers états d'hypnose et de psychose ?

La cause déterminante de ces états, d'après les partisans des facultés de l'âme, ne peut résider que dans l'intervention des facultés les unes sur les autres, par une action à distance. Nous sommes ici, on peut dire, dans le domaine de la volonté, cette faculté maîtresse, si chère à Aristote, qui lui attribue une sorte de supériorité sur l'intelligence, contrairement à l'opinion de Platon. La suggestion serait une espèce de pression morale exercée par l'expérimentateur sur un sujet moins bien doué.

On voit immédiatement ce qu'il y a de convenu et de factice dans une pareille interprétation qui ne fait que compliquer le problème et le rendre insoluble. Par ailleurs, nous avons fait aussi remarquer le côté profondément immoral d'une conception qui supprime le libre arbitre et rabaisse honteusement la personne morale.

Et pour expliquer la facilité extraordinaire avec laquelle certains sujets sont suggestionnés et hypnotisés, la théorie psychologique est obligée d'admettre précisément cela même qu'il faudrait expliquer, à savoir : la faiblesse, l'impuissance de cette volonté chez le malade. Cette lésion préexistante, cause d'infériorité, doit avoir elle-même un point de départ qui ne pourra jamais exister en dehors d'un trouble des fonctions cérébrales. Dès lors, si tout se passe comme si la volonté n'existe pas, nous ne voyons pas pourquoi on la fait intervenir.

Un autre ordre de faits nous paraît également difficile à concilier avec l'hypothèse des facultés de l'âme. Si les manies, par exemple, sont des lésions de l'intelligence ou de la sensibilité, comment est-il possible d'expliquer ce qu'on pourrait appeler les « épidémies de l'esprit » (1). L'histoire est pleine de ces phénomènes étranges, qui ont fait naître l'idée d'une contagion morale (?) à distance, allant provoquer des lésions de l'intelligence, de la volonté, de la sensibilité, manie

(1) Regnard, *Les maladies épidémiques de l'esprit* (1896).

de l'imitation, etc.... Il est incontestable, par exemple, que
le spectacle d'une grande douleur peut provoquer des
larmes même chez un indifférent et Horace a dit :

Si vis me flere dolendum est primum ipsi tibi.

Les grands dramaturges, les acteurs et les orateurs usent
souvent de ce moyen. Après un beau crime ou un suicide
sensationnel, combien de fois n'a-t-on pas vu se produire une
série de crimes ou de suicides nettement inspirés des circons-
tances qui accompagnèrent les premiers.

L'apparition d'un accès d'épilepsie, ou d'un état d'hypnose
au milieu de sujets épileptiques ou hypnotisables, provoque
chez ces derniers les mêmes accès, c'est un phénomène bien
connu (contorsionnistes de St-Médard.., etc.)

L'hypothèse d'une contagion morale est une supposition
commode qui dispense de toute recherche et arrête toute
question. Mais encore, faudrait-il savoir en quoi consiste cette
contagion, d'où elle vient, comment elle se transporte, etc....)
On serait obligé alors de reconnaître qu'une pareille conception 1° ne signifie rien, n'explique rien et est inexplicable elle-
même; 2° elle est immorale, en ce qu'elle suppose des épidémies
(circulant probablement sans cesse dans notre planète et ris-
quant de contagionner les honnêtes gens);

3° Elle est obligée de supposer, du moins chez celui qui
sera contagionné, un état de réceptivité mentale (1). Or, c'est
là une hypothèse qui pour ne pas être gratuite et absurde,
doit supposer chez le futur sujet une cause de maladie, une
idiopathie antérieure. Obligés, en dernier ressort, de sortir

(1) Le mot de réceptivité est un mot fort commode, mais dont il est bon
de préciser le sens à l'avance, ce qui est très facile à faire avec la théorie
des intoxications. Mais, la réceptivité morale n'a pour nous aucun sens, tout
comme la contagion morale. On associe là deux mots dont l'un désigne une
objectivité, l'autre une subjectivité : nous ignorons absolument la valeur et
la nature du produit obtenu.

du domaine spiritualiste, pour chercher dans la matière la seule chose qui soit sûre et certaine en tout cela, et, puisque tout se passe en définitive comme s'il n'y avait aucune contagion morale, nous ne voyons pas l'utilité de la faire intervenir.

Rien de plus simple, en effet, d'après la théorie des intoxications, que l'explication de ces phénomènes de manie imitative. Et d'abord, il est incontestable que les états d'intoxication sont de plus en plus nombreux grâce à l'usage fréquent des toxiques (alcool, tabac, morphine, mercure), et grâce à l'abus des plaisirs vénériens, culinaires, intellectuels). Sur des cerveaux déjà enflammés ou irrités en plusieurs points, près d'être saturés de toxines, le moindre traumatisme (lecture captivante de journaux, de drames, assistance à un crime ou délit...) pourra orienter chez un candidat à la folie, la manie correspondante au centre malade et qui reçoit le traumatisme.

Au moyen de l'hypothèse psychologique, comment comprendre les rémissions, les intermissions et les folies cicliques? Comment comprendre l'apparition et la disparition de ces accès de folie qui semblent éclater à tout hasard? Nous ne voyons pas dutout l'intelligence s'absenter ainsi régulièrement ou au gré d'un caprice, pour reparaître aussi bien quand on ne l'attend plus. Nous regrettons profondément de le dire mais cela ne paraît pas vraiment sérieux. Combien plus simple et plus logique il serait d'admettre que :

« Les aliénés intermittents seraient surtout des diathésiques » dont les accès vésaniques correspondraient chaque fois à » des poussées aiguës d'auto-intoxications. », (Mabille et Lallemand, 1890.)

DE LA RESPONSABILITÉ.

Pour terminer, nous allons examiner l'hypothèse psychologique des états mentaux au point de vue des conséquences logiques qu'elle pourrait entraîner au point de vue social et légal surtout. Le calcul de la responsabilité en matière civile et criminelle n'est pas une petite question. Nous ne pouvons ici qu'en parler à un point de vue très général, et seulement dans ce qui touche au côté philosophique du sujet.

Nous avons déjà eu l'occasion de faire ressortir les inconvénients de la théorie animiste des états d'aliénation, en parlant des injustices et des crimes qu'elle a occasionnés dans l'histoire, avant la loi de 1838. Nous n'y reviendrons pas.

Il nous reste à examiner combien cette hypothèse est insuffisante pour permettre d'établir des degrés dans la responsabilité individuelle.

Avec la théorie des facultés de l'âme, on est obligé, pour être d'accord avec la logique, de n'admettre que ces deux solutions : La responsabilité existe entière — ou bien — elle n'existe pas du tout. Il est impossible de se figurer, en effet, un demi libre arbitre, une volonté amputée ou malade au tiers ou au quart.

D'ailleurs, le médecin qui ferait intervenir dans un débat judiciaire, ces entêtés philosophiques, risquerait fort de s'entendre demander une définition exacte de ces mots d'abord, et aussi les moyens d'investigation employés pour arriver à obtenir des précisions sur un terrain fort peu connu. C'est ainsi que, faute de pouvoir donner une définition convenable, les conclusions perdraient beaucoup de leur poids.

En tout cas, il se produirait les résultats suivants :

1° Une discussion philosophique fort déplacée serait introduite dans un débat judiciaire;

2° L'intervention d'une théorie phsychologique de la folie imposerait fatalement la reconnaissance entière ou la négation absolue de la responsabilité.

Si le premier inconvénient n'a pas une bien grande importance, le second pourrait avoir des conséquences parfois terribles, qu'il vaut mieux essayer d'éviter. L'absolu des théories philosophiques se développe à l'aise dans le domaine de la spéculation, mais ne vaut plus rien quand on essaie de l'appliquer aux êtres relatifs que nous sommes, perdus au milieu des mille contingences d'une vie qui nous enserre et nous mène autant que nous la menons.

Aussi, ne pas établir des degrés dans la responsabilité de nos actes, serait une souveraine injustice et une profonde erreur. C'est pourquoi, si la logique nous dit que la volonté ne permet pas d'admettre ces degrés, il nous semble qu'il vaut mieux ne pas s'acharner au maintien d'une faculté dont l'existence comme « entité biologique » n'a pas grande importance, après tout.

CONCLUSIONS

A) CONCLUSIONS D'ORDRE THÉORIQUE

1º En médecine, comme dans toute autre science, ayant le monde extérieur pour objet, on n'a le droit de préjuger d'aucune théorie philosophique, pour probable qu'elle soit;

2º L'hypothèse qui consiste à admettre des facultés de l'âme comme entités biologiques est contradictoire à priori avec l'existence même de l'âme qui est une, simple, identique et immortelle par définition;

3º La conception des facultés de l'âme ne constitue pas une idée innée; c'est une notion acquise dans le temps et à une époque relativement récente; elle ne fait pas partie non plus des vérités générales : (Dieu âme — impératif catégorique) admises par consentement universel;

4º La logique impose l'abandon de l'hypothèse psychologique comme théorie explicative des états mentaux et même comme moyen de classification, parce que les facultés de l'âme n'expliquent aucun fait : elles sont à côté des phénomènes qu'elles devraient expliquer;

5º La théorie des facultés de l'âme ne peut pas être maintenue dans les sciences neurologiques,

a) Parce que ces facultés ne peuvent pas être définies scientifiquement,

b) Parce qu'on n'est pas d'accord (ni philosophes ni médecins):

1º Sur leur nombre;

2º Sur leur nature;

3º Sur leur rôle,

c) Parce que tout se passe exactement comme si elles n'existaient pas *b*) Conclusions d'ordre pratique.

1° Bannir des sciences neurologiques les mots : intelligence, sensibilité, volonté, conscience, mémoire, imaginations..... ou bien définir scientifiquement à l'avance le sens qu'on leur attribue ;

2° Se contenter, autant que possible, dans l'étude des états d'aliénation, des données fournies par l'observation, l'expérimentation et les moyens cliniques ordinaires exactement comme dans les autres branches de la médecine ;

3° Adopter un moyen de classification des maladies mentales exactement semblable aux moyens employés dans la classification des maladies or linaires ;

4° Pour remplacer une terminologie qui n'est pas et ne peut pas être scientifique, pour réaliser l'unité et la clarté indispensables dans une science déjà fort obscure par elle-même, un Congrès général de neurologistes devrait adopter et fixer scientifiquement une terminologie empruntée, autant que possible à une conception anatomo-physiologique des maladies mentales.

Conclusions spéciales à la thérapeutique.

1º Les maladies mentales conformément à nos conclusions devenant le résultat de véritables intoxications sont désormais justiciables de la thérapeutique ordinaire ;

2º En présence d'une conception anatomo-physiologique des maladies mentales, les recherches des savants doivent porter spécialement, sur :

a) L'effet des toxiques (alcool, nicotine, morphine, mercure, plomb, arsenic..., etc.), sur le tissu nerveux directement ou après transformation dans l'organisme ;

b) L'effet des mêmes toxiques sur les sécrétions internes ou externes, sur les excrétions et sur l'élimination de ces produits ;

3º Des recherches toutes spéciales doivent porter sur la nature des poisons organiques, toxines ou antitoxines sécrétées par les divers appareils glandulaires du corps humain; il est en effet de la plus haute importance de connaître :

a) L'effet des toxines sur la substance nerveuse ;

b L'effet de ces toxines sur les appareils glandulaires et réciproquement ;

c) L'effet des toxines et antitoxines les unes sur les autres;

d) L'effet des antitoxines (ou toxines compensatrices) sur le système nerveux et sur les appareils glandulaires ;

4º La psychothérapie perdant un nom qu'elle ne mérite plus, rentre simplement dans l'ensemble des moyens physiques propres à provoquer ou à modifier l'activité propre des centres et des fibres commissurales qui les réunissent.

Sur un tissu nerveux (qui, en vertu d'une affinité spéciale, a fixé des toxines au delà de la normale, et se trouve de ce fait en état d'irritation), un traumatisme insignifiant suffira souvent pour provoquer l'état de tétanos physiologique, dont se rapproche déjà le tonus vibratoire de la substance nerveuse enflammée. Les traumatismes suffisants pour produire ces phénomènes peuvent se réduire à une sensation visuelle auditive ou tactile (suggestion) ou bien exiger un choc plus considérable tel que la pression au niveau d'un appareil glandulaire malade (états d'hypnose);

5° Les états nervoso-mentaux provoqués par la pression au niveau de certains organes (ovaires-estomac... etc.), trouvent une explication naturelle et très probable dans la décharge des toxines, occasionnée par le traumatisme qui devra, d'ailleurs, pour avoir son effet, porter sur un appareil glandulaire, dont la sécrétion interne est pervertie, le cerveau du sujet devant en plus se trouver, pour cela, dans un état voisin de la saturation;

6° Cette interprétation des effets produits par une simple *pression au niveau des points hypnogènes*, devient un *élément précieux de diagnostic*, et permet de découvrir l'origine même de l'intoxication causale de l'état nervoso-mental. Si la pression d'un ou des deux ovaires provoque un état pathologique, on a affaire à une intoxication génitale; la pression du creux épigastrique décèlera de même un empoisonnement gastrique, le massage intestinal l'intoxication correspondante; et il en sera de même pour le diagnostic des intoxications hépatique, pancréatique, splénique, thyroïdienne, testiculaire, etc.;

7° Cette conception anatomo-physiologique des phénomènes de suggestion et d'hypnotisme explique fort bien les résultats très contestables obtenus par la psychothérapie. Les traumatismes exercés aux points hypnogènes, en renouvelant les décharges de toxines ne font que permettre la fixation des nouveaux poisons organiques par des neurones et des neuro-fibrilles déjà plus ou moins désorganisés.

Et c'est là une raison suffisante pour justifier les conseils de prudence donnés par tous les neurologistes aux partisans trop risqués et parfois peu avertis d'un moyen qui n'a rien de vraiment thérapeutique à notre avis;

8° La sérothérapie et l'opothérapie rentrent de plain-pied et prennent la place d'honneur dans la thérapeutique des maladies mentales (ou neurales) puisque leur unique justification, dans la thérapeutique ordinaire, repose sur la compensation des toxines d'origine microbienne ou glandulaire par les anti-toxines des sérums ou des sucs organiques.

ÉPILOGUE

Dans cette thèse, nous avons essayé de faire abstraction de nos préjugés, de nos préférences et de tout le convenu qui faussent si souvent la pensée humaine. Nous n'avons pas la prétention malgré tout d'avoir échappé entièrement à la part de déterminisme, qui dirige parfois inconsciemment les idées et les actes les plus indépendants en apparence.

Quant aux facultés de l'âme, si nous ne sommes pas certain d'avoir démontré qu'elles n'ont aucune existence réelle, nous croyons avoir fait la preuve de leur inutilité en médecine mentale.

Aussi bien il sera difficile d'arracher des esprits une croyance (c'est le mot qui convient), fruit d'une longue et puissante hérédité que les siècles ont gravée trop profondément dans le cerveau humain. Mais il est permis d'entrevoir la disparition complète de ces entités, non seulement du domaine médical, mais encore du domaine philosophique où le mouvement est déjà donné.

On continuera longtemps à parler de l'intelligence, de la volonté, de la conscience, etc., surtout dans le langage ordinaire, mais ce ne sera plus qu'au sens figuré, pour représenter des phénomènes de physiologie cérébrale inaccessible au vulgaire.

Cette évolution n'a d'ailleurs rien qui puisse étonner, puisque de longs siècles s'étaient écoulés, et de brillantes civilisations avaient fleuri, avant la découverte ou l'invention des facultés, dont l'imagination féconde des philosophes crut devoir habiller la nudité un peu abstraite de l'âme.

Pour ce qui regarde la médecine mentale, en renonçant à l'hypothèse psychologique, nous estimons qu'elle accomplira un véritable progrès, quoiqu'elle ne fasse, en cela, que revenir à l'opinion d'Hippocrate :

Dia tauta oun ouden deetai upothésis.

Dans les sciences médicales, on n'a aucunement besoin d'hypothèses philosophiques.

Maintenant, pour tranquilliser certaines consciences timorées et scrupuleuses (il y en a plus qu'on ne croit et elles s'ignorent souvent elles-mêmes). Nous affirmons sur l'honneur avoir consulté plusieurs théologiens, qui ont bien voulu nous confirmer que : l'existence des facultés de l'âme est du domaine de la discussion libre. L'Eglise, jalouse de maintenir l'existence de l'âme une, simple, identique, immortelle, se désintéresse complètement des entités biologiques ou non dont les philosophes ont voulu enrichir sa noble et puissante simplicité.

Il eût été bon peut-être de placer ce renseignement si important en tête de notre travail ; mais il aura ici son utilité, surtout pour le lecteur impatient d'en finir avec des considérations philosophiques, peu intéressantes pour certains esprits, mais que nous ne pouvions éviter.

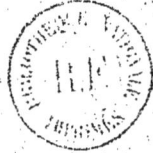

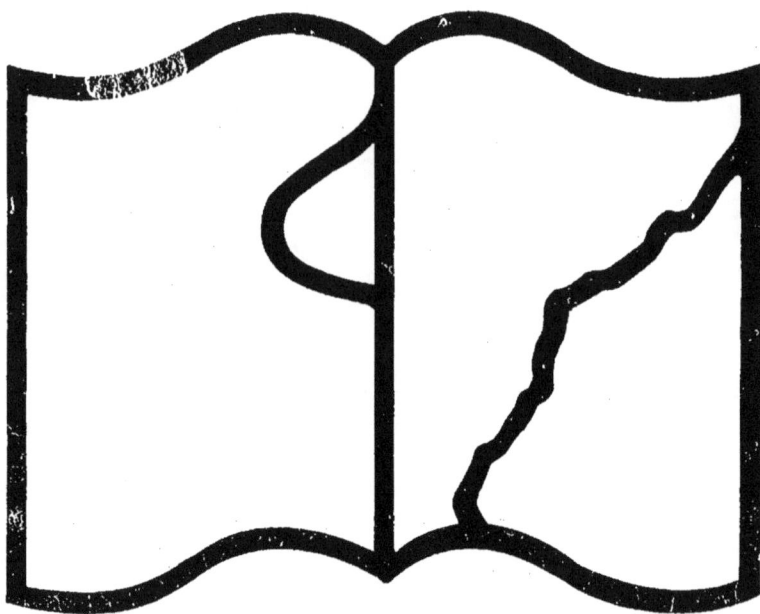

Texte détérioré — reliure défectueuse

NF Z 43-120-11

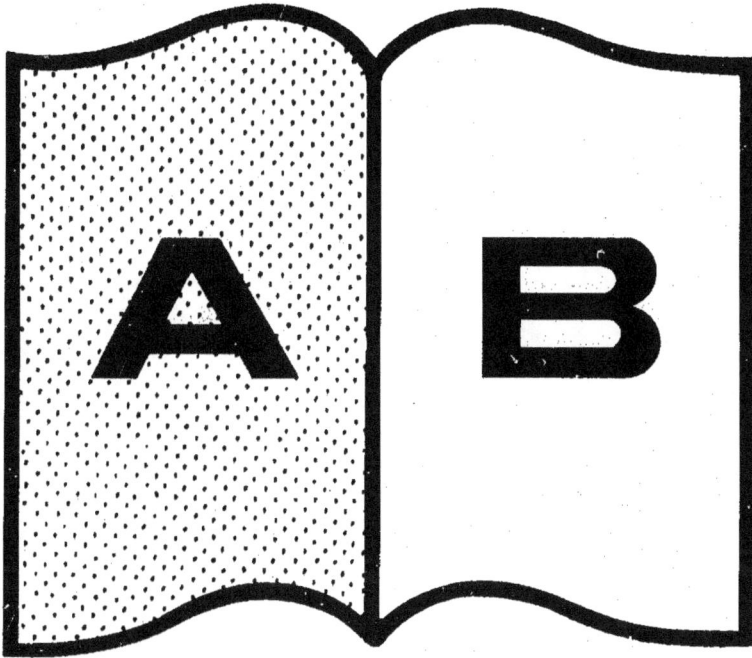

Contraste insuffisant

NF Z 43-120-14

www.ingramcontent.com/pod-product-compliance
Lightning Source LLC
Chambersburg PA
CBHW050542210326
41520CB00012B/2687